Katharina Gröning
Katharina Heimerl
Menschen mit Demenz in der Familie
Ethische Prinzipien im täglichen Umgang

Wiener Vorlesungen im Rathaus

Band 168
Herausgegeben für die Kulturabteilung der Stadt Wien
von Hubert Christian Ehalt

Vortrag im Wiener Rathaus
am 19. April 2012

Katharina Gröning
Katharina Heimerl

Menschen mit Demenz in der Familie
Ethische Prinzipien im täglichen Umgang

Picus Verlag Wien

Grafische Gestaltung: Dorothea Löcker, Wien
Druck und Verarbeitung:
Druckerei Theiss GmbH, St. Stefan im Lavanttal
ISBN 978-3-85452-568-4

Informationen zu den Wiener Vorlesungen unter
www.vorlesungen.wien.at

Informationen über das aktuelle Programm
des Picus Verlags und Veranstaltungen unter
www.picus.at

Die Wiener Vorlesungen im Rathaus

Am 2. April 1987 hielt der bedeutende polyglotte deutsche Soziologe Professor Dr. René König im Rahmen der Tagung »Wien – die Stadt und die Wissenschaft« einen Vortrag im Wiener Rathaus zum Verhältnis von Stadt und Universität. In seinem Referat gab René König den Akteurinnen und Akteuren der Wiener Stadtpolitik und -verwaltung den Rat, Wien möge seine Universitäten als Impulsgeber intellektueller Kultur in die Stadt »einnisten«. Die Stadt Wien folgte diesem Ratschlag durch zahlreiche Förderungsinitiativen, durch die Gründung von sechs neuen Wissenschaftsförderungsfonds, durch die Wissenschaftsfundierung ihrer Verwaltungsarbeit und last but not least durch eine Vortragsreihe, die »Wiener Vorlesungen«, die im Jahr 2012 ihren 25. Geburtstag feiern.

Die Wiener Vorlesungen beschäftigen sich mit den großen wissenschaftlichen und intellektuellen Fragen der Zeit. Die Wissenschaften kommen in immer kürzeren Zeiträumen zu eindrucksvollen Ergebnissen, die sehr oft in für Bürgerinnen und Bürger interessante Anwendungen münden. Die Wirksamkeit der Wissenschaften bietet aber auch Probleme, die jedenfalls in immer stärkerem Maß eine Auseinandersetzung der Öffentlichkeit mit Voraussetzungen und Folgen von Forschung notwendig machen.

Aus den Wiener Vorlesungen ist ein intellektuelles Netz aus Veranstaltungen, Publikationen und TV-Sendungen ge-

worden. Die Vorlesungen waren als Projekt der Wissenschaftsvermittlung, der Aufklärung, aber auch der Kritik geplant, und sie arbeiten an diesen Zielsetzungen durch ständige Selbstreflexion, Methoden- und Formatwechsel, vor allem aber durch die Einladung von Vortragenden, die eine interessante Botschaft haben. Somit war und ist das Konzept der Wiener Vorlesungen von Beginn der Initiative an klar und prägnant: Prominente Denkerinnen und Denker stellen ihre Analysen und Einschätzungen zur Entstehung und zur Bewältigung der brisanten Probleme der Gegenwart zur Diskussion. Die Wiener Vorlesungen skizzieren nun seit Anfang 1987 vor einem immer noch wachsenden Publikum in dichter Folge ein facettenreiches Bild der gesellschaftlichen und geistigen Situation der Zeit. Das Faszinierende an diesem Projekt ist, dass es immer wieder gelingt, für Vorlesungen, die anspruchsvolle Analysen liefern, ein sehr großes Publikum zu gewinnen, das nicht nur zuhört, sondern auch mitdiskutiert. Das Wiener Rathaus, Ort der kommunalpolitischen Willensbildung und der Stadtverwaltung, verwandelt bei den Wiener Vorlesungen seine Identität von einem Haus der Politik und Verwaltung zu einer Stadtuniversität. Das Publikum kommt aus allen Segmenten der Stadtbevölkerung; fast durchwegs sind darunter sehr viele Zuhörerinnen und Zuhörer aus dem Bereich der Universitäten und Hochschulen; das Wichtige an diesem Projekt ist jedoch, dass auch sehr viele Wienerinnen und Wiener zu den Vorträgen kommen, die sonst an wis-

senschaftlichen Veranstaltungen nicht teilnehmen. Sie kommen, weil sie sich mit dem Rathaus als dem Ort ihrer Angelegenheiten identifizieren, und sie verstärken durch ihre Anwesenheit den demokratischen Charakter des Hauses.

Es ist immer wieder gelungen, Referentinnen und Referenten im Nobelpreisrang zu gewinnen – seit 2006 veranstalten die Wiener Vorlesungen ein NobelpreisträgerInnenseminar. Die Vortragenden der Wiener Vorlesungen sind Persönlichkeiten, die ihre Wissenschaft und ihr Metier durch die Fähigkeit bereichert haben, Klischees zu zerschlagen und weit über die Grenzen ihres Faches hinauszusehen. Das Besondere an den Wiener Vorlesungen liegt auch in dem dichten Netz an intellektuellen, kollegialen und oft freundschaftlichen Banden, die die Stadt zu einem wachsenden Kreis von Forscherinnen und Forschern und Intellektuellen in aller Welt knüpft.

Die Vortragenden kommen aus allen Kontinenten, Ländern und Regionen der Welt, und die Stadt Wien schafft mit der Einladung prominenter Wissenschafterinnen und Wissenschafter eine kontinuierliche Einbindung der Stadt Wien in die weltweite »scientific community«. Für die Planung und Koordination der Wiener Vorlesungen war es stets ein besonderes Anliegen, diese freundschaftlichen Kontakte zu knüpfen, zu entwickeln und zu pflegen.

Das Anliegen der Wiener Vorlesungen ist eine Schärfung des Blicks auf die Differenziertheit und Widersprüchlichkeit der Wirklichkeit. Sie vertreten die Auffassung, dass Kritik eine integrale Aufgabe der Wissenschaft ist. Eine genaue Sicht auf Probleme im Medium fundierter und innovativer wissenschaftlicher Analysen dämpft die Emotionen, zeigt neue Wege auf und bildet somit eine wichtige Grundlage für eine humane Welt heute und morgen. Das Publikum macht das Wiener Rathaus durch seine Teilnahme an den Wiener Vorlesungen und den anschließenden Diskussionen zum Ort einer kompetenten Auseinandersetzung mit den brennenden Fragen der Gegenwart, und es trägt zur Verbreitung jenes Virus bei, das für ein gutes politisches Klima verantwortlich ist.

Fernand Braudel hat mit dem Blick auf die unterschiedlichen Zeitdimensionen von Geschichte drei durch Dauer und Dynamik voneinander verschiedene Ebenen beschrieben: »L'histoire naturelle«, das ist jener Bereich der Ereignisse, der den Rhythmen und Veränderungen der Natur folgt und sehr lange dauernde und in der Regel flache Entwicklungskurven aufweist. »L'histoire sociale«, das ist der Bereich der sozialen Strukturen und Entwicklungen, der Mentalitäten, Symbole und Gesten. Die Entwicklungen in diesem Bereich dauern im Vergleich zu einem Menschenleben viel länger; sie haben im Hinblick auf unseren Zeitbegriff eine »longue durée«. Und schließlich sieht er in der »histoire événementielle« den Bereich der sich rasch wandelnden Ereignisoberfläche des politischen Lebens.

Die Wiener Vorlesungen analysieren mit dem Wissen um diese unterschiedlichen zeitlichen Bedingungshori-

zonte der Gegenwart die wichtigen Probleme, die wir heute für morgen bewältigen müssen. Wir sind uns bewusst, dass die Wirklichkeit der Menschen aus materiellen und diskursiven Elementen besteht, die durch Wechselwirkungsverhältnisse miteinander verbunden sind. Die Wiener Vorlesungen thematisieren die gegenwärtigen Verhältnisse als Fakten und als Diskurse. Sie analysieren, bewerten und bilanzieren, befähigen zur Stellungnahme und geben Impulse für weiterführende Diskussionen.

Das vorliegende Buch behandelt ein Thema, von dem immer mehr Menschen betroffen sind. Es geht um Menschen mit Demenzerkrankung und die Frage, wie man mit ihnen umgehen kann und soll. Es geht um ethische Prinzipien im täglichen Umgang mit Menschen mit Demenz. Die Forderung nach einer ethischen Perspektive, vor allem aber nach ethischen Handlungsprinzipien, gerät in einer Gesellschaft, die in vielen, in immer mehr Bereichen nach Selektions-, nach Knockoutregeln, die dem Gesetz der Stärkeren folgen, geordnet wird, immer mehr ins Hintertreffen. Besonders dort, wo es um die Schwächsten in der Gesellschaft geht, sind ethische Prinzipien im täglichen Umgang einzufordern.

Gesellschaften sind heute fast überall mehr oder weniger durch eine durchgehende Ökonomisierung gekennzeichnet. Alle gesellschaftlichen Agenda werden nach ökonomischen Kriterien bewertet und dementsprechend gestaltet. Ethische Prinzipien spielen selbst in jenen Bereichen, in denen sie

Priorität genießen sollten (Bildung, Forschung, Umgang mit Kranken, Umgang mit Hochbetagten u.a.) eine untergeordnete Rolle. Es regiert eine gesellschaftliche Grundhaltung der Konkurrenz, die Empathie und Solidarität kaum zulässt. Aktuelle soziologische und historische Studien über Gesellschaft zeigen, dass Menschen auch solidarisch und empathisch sein können und sein möchten. Konkurrenz und die einseitige und ausschließliche Betonung des eigenen Vorteils sind alles andere als ein Naturgesetz.

Die vorliegende Publikation wendet sich vor allem auch an jene Menschen, die von Demenz persönlich betroffen sind. Die beiden Beiträge dieses Buches diskutieren die Frage, wie mit Menschen mit Demenzerkrankungen umgegangen wird, wie mit ihnen umgegangen werden könnte und sollte; sie thematisieren die Frage, wie ethische Prinzipien im täglichen Umgang mit Menschen in Taten gesetzt werden könn(t)en. Demenzerkrankungen sind so häufig geworden, dass man sie nicht mehr nur als individuelles Schicksal sehen kann. Sie sind eine gesellschaftliche Herausforderung, der man vor allem einmal durch eine differenzierte Auseinandersetzung, wie sie in den Beiträgen des Buches geleistet wird, begegnen muss.

Hubert Christian Ehalt

Katharina Gröning

Menschen mit Demenz in der Familie
Ethische Prinzipien im täglichen Umgang

In Europa hat seit einiger Zeit ähnlich wie in den USA eine Tendenz des Outcoming von Demenzerkrankten eingesetzt, die sich heute als Betroffene der Krankheit öffentlich zeigen. Da unter ihnen Prominente, wie Rudi Assauer und Prof. Walter Jens in Deutschland, die ehemalige britische Premierministerin Margaret Thatcher oder auch die Mutter der schwedischen Königin Silvia sind, ist die öffentliche Aufmerksamkeit gegenüber Demenzkranken und eine größere Reflexivität im Umgang mit der Krankheit beobachtbar. Diese Reflexivität ist zum Beispiel eine Dimension der schwedischen Initiative »Silviahemmet«, die für ein anderes, nämlich anerkennendes Verhältnis von Gesellschaft und demenzerkrankten Menschen plädiert. Talkshows verschiedener Qualität und Intention machen derzeit die Demenz als Lebensschicksal und vor allem Demenz in der Familie zum Thema. Zu beobachten ist dabei, wie sich der Diskurs und das Niveau der Reflexivität in Bezug auf 1,3 Millionen Menschen mit Demenz in Deutschland und circa 100.000 Personen in Österreich in einer Gesellschaft des langen Lebens darstellen. Was wird reflektiert? Was bleibt im Dunkeln? Um dies vorwegzunehmen: In den Talkshows spiegelt sich eine gewisse Hilflosigkeit, Wut und Ohnmacht darüber, dass die Demenz sich nicht einfach mit den Mitteln der modernen Medizin therapieren lässt. Verzweifelt halten viele Angehörige und Experten an der falschen Hoffnung fest, dass es eine medizinische und institutionelle Lösung für Demenz geben müsse, die die Gesellschaft quasi unberührt lässt. Im Dunkeln bleiben die Reflexionen und Denkweisen, dass Demenz die moderne Gesellschaft quasi zwingt, sich über ihre zeitlichen, institutionellen und politischen Leitbilder altersgerechter Gesellschaften zu verständigen, denn einfach ausgrenzen und verwahren, ruhigstellen und abschieben lassen sich die demenzkranken Menschen nicht. Und sie lassen sich auch nicht in das hohe Lied vom kundigen souveränen Senior einbinden. Sie sind anders. Die repräsentative Eingangshalle und das schöne Geschirr eines Altenheims bedeuten ihnen nichts, wohl aber die Tatsache, dass gestresste Pfleger dauernd an ihnen vorbeieilen, ohne sie seelisch zu sehen. Die Folge ist dann, dass sie sich zum Beispiel entblößen und mit nacktem Oberkörper im Flur des Pflegeheims sitzen. Nun werden sie wahrgenommen, wenn auch als Störer. Ich will die Eskalationen und Konflikte, die aus diesen Verhaltensweisen – man spricht von herausforderndem Verhalten und ruft nach einem Medikament, regt sich auf et cetera – nicht vertiefen. Demenzkranke Menschen haben vor allem eines: Bindungsbedürfnisse in der frühen Form, Bedürfnisse nach Anerkennung und vor allem Angst, dass ihnen etwas passieren könnte in dieser Welt, die sie nicht mehr richtig verstehen. Wir alle müssen lernen, damit umzugehen und uns nicht nur vordergründig auf der Folie von Scham (zum Beispiel wäre in der erwähnten Flurszene zu überlegen, ob der Ruf nach einem Medikament und die Beschreibung des herausfordernden Verhaltens nicht damit zu tun hat, dass wir uns für unsere demenzkranken Bewohner und Patienten schämen) und Distinktion mit der Krankheit Demenz auseinanderzusetzen. Dies ist der Bildungsaspekt der Demenzerkrankung.

Zunächst einmal bleibt festzuhalten, dass die Demenz durch ihre quantitative Verbreitung und die Betroffenheit von bekannten Personen auf dem Weg ist, nicht mehr nur als individuelles Schicksal wahrgenommen zu werden, sondern als gesellschaftliche Herausforderung – allerdings noch nicht als Teil des Alterns und einer altersgerechten Gesellschaft. Gleichzeitig wird mit ihrer zunehmenden gesellschaftlichen Bedeutung die Demenz zu einem sozialen Konstrukt, das ausgedeutet werden muss und wird. Ist Demenz ein schweres Schicksal, das nach mehr Solidarität für die Erkrankten und ihre Angehörigen ruft, wie es jetzt in den Talkshows aufscheint? Ist Demenz eine volkswirtschaftliche, sozialpsychologische und individuelle Belastung, die nur mit strenger Versachlichung, Reglementierung und Rationalisierung von Ansprüchen an die Gemeinschaft zu kontrollieren ist, wie dies in der Vergangenheit bedingt durch den Belastungsdiskurs formuliert wurde? Ist die Demenz eine Angelegenheit der Zivilgesellschaften oder eine Angelegenheit der Sozialstaaten in Europa? Eine Angelegenheit der Natur- oder der Sozialwissenschaft? Eines scheint Demenz jedenfalls nicht zu sein: ein lösbares medizinisches Problem. Und damit wird die modernisierungstheoretische Deutung der Krankheit Demenz als individuelles und im Rahmen einer medizinischen Expertenbeziehung behandelbares Problem, also die Lösung, der wir seit Beginn der Demenzforschung nacheifern, deutlich relativiert.

Am 21. Juli 2011 beschrieb die *Süddeutsche Zeitung* einmal mehr das Dilemma der medizinisch-pharmakologischen Forschung zur Demenz und sprach von einem Scheitern der Alzheimerforschung. Wer die Forschung zur Demenz in den letzten Jahrzehnten beobachtet hat, stellt fest, dass hier nicht nur viele Thesen aufgestellt und wieder verworfen wurden, sondern dass die naturwissenschaftliche Forschung es mit einem hirnorganischen Paradoxon zu tun hat.

Das, was sie beobachten kann – Plaques und Fibrillen, Volumenverlust des Hirns und ähnliches, reicht offenbar zur Erklärung der Erkrankung und ihrer Phänomene, zur Erklärung des Verhaltens und vor allem zur Lösung der Probleme des Umgangs mit den Menschen nicht aus, geschweige denn für eine Therapie (vgl. die Kentucky-Nun-Study, Snowdon 2001). Die medikamentöse Therapie »kauft« – wie der Berliner Schlaganfallforscher Matthias Endres im Talk von Maybritt Illner am 9. Februar 2012 sagte – allenfalls ein halbes Jahr. Den Schwerpunkt der pharmakologischen Interventionen bilden, so Endres, jedoch nicht Medikamente gegen die Demenz, sondern gegen Verhaltensveränderungen der Patienten, also Psychopharmaka/Neuroleptika mit den üblichen und erheblichen Nebenwirkungen.

Die Falsifikation der modernisierungstheoretischen Deutung von Demenz als behandelbares Problem zwingt die Gesellschaft, im Fall von Demenz andere Wege zu gehen – und damit tun sich einige europäische Gesellschaften schwerer als andere. Zwei weitere sozialwissenschaftliche Diskurse, die in der Sozialpädagogik und der Pflege eine wichtige Bedeutung haben, lassen sich unterscheiden: Der Diskurs um Altern und Belastung, der in der Debatte um den demografischen Wandel eine wichtige Rolle spielt, und der Diskurs zum Umgang mit Demenz, der vor allem durch die sogenannten Anerkennungsphilosophen und Vertreter der Postmoderne in die Diskussion eingebracht wird. Der Diskurs um Belastung durch das Alter ist gekoppelt an die modernisierungstheoretische Debatte um die alternde Gesellschaft und wird aus drei Perspektiven gespeist: einer volkswirtschaftlichen Perspektive der Alterslastquote, die die Kosten für Altern, Krankheit und Behandlung volkswirtschaftlich aufrechnet. Einer zweiten Perspektive der Belastung, die der Erkrankte für sein unmittelbares Umfeld, die Angehörigen, aber auch professionelle Pflegedienste darstellt und einer dritten Perspektive, inwieweit der Kranke auch eine Belastung für sich selbst ist. Dies ist die Diskussion um Sterbehilfe und menschliche Freiheit, über das eigene Leben zu verfügen beziehungsweise Verfügungen frühzeitig zu bestimmen. Alle Dimensionen des Belastungsdiskurses zielen auf die Integrität des Demenzkranken, auf seine Personenwürde, die der kantianischen Tradition verbunden ist, auf die Fähigkeit zur Vernunft (Unterscheidung zwischen Personen und Menschenwürde), aber auch auf die Wertschätzung der Hochaltrigkeit, die den Nutzen des Alters für die Gesellschaft anfragt. Die dritte Dimension der Belastungsdebatte, die auf die Frage abzielt, inwieweit der Kranke eine Last für seine Familie ist, zielt auf die ethischen Pflichten, die Gerechtigkeit zwischen den Generationen, das Geben und Nehmen in einer Familie und einem Lebensumfeld und nicht zuletzt auf die Loyalität der Partner ab. Hier spiegeln sich zwei grundsätzliche Ethiken, die utilitaristische Ethik von Balance, Ökonomie und Tausch auch in Familienbeziehungen, die unser Denken und unsere Rechtstradition auch in der Generationenethik prägt (Schultheis 1993, Kunstmann 2010), und die schon erwähnte postmoderne Ethik, die unter dem Dach über das »Andere der Gerechtigkeit« von Levinas, Honneth, Gilligan, Nussbaum, Brumlik als asymmetrische Ethik vertreten wird.

Diese Debatte berührt auch den Diskurs zur Demenz, der unter dem Stichwort »Umgang mit Menschen mit Demenz« seit den neunziger Jahren auszumachen ist. Begonnen hat dieser Diskurs in der Pflege. Hier sind die Arbeiten von Erich Böhm, die unter dem Titel »Verwirrt nicht die Verwirrten« bekannt wurden, zu nennen, in der Pädagogik, die Arbeit von Erich Schützendorf, der das Recht forderte, in Ruhe verrückt werden zu dürfen, und die Arbeit der Sozialarbeiterin Naomi Feil zur Validation. Schließlich ist Tom Kitwood zu nennen, der mit seinem anerkennungstheoretischen Modell vor allem die Person des demenziell erkrankten Menschen verteidigt und praktisch ein Modell der Krankenbeobachtung, DCM (Dementia Care Mapping), entwickelt hat. Diese Debatte über den Umgang mit Demenz hat professionell und gesellschaftlich mehr genutzt als die Debatten um Belastung und die Suche nach einem Medikament gegen Demenz.

Immer mehr Forscher gehen zudem davon aus, dass die wissenschaftliche Trennung von Krankheit und Alter, die vor allem die gerontologische Forschung in den siebziger Jahren favorisiert hat, ein Fehler war. Damals hat die Wissenschaft vor dem Hintergrund der Diskussion um die »jungen Alten« und die Neudefinition der Altersphase begonnen, zwischen Krankheit und Alter kategorial zu unterscheiden. Alter sei keine Krankheit. Alterskrankheiten wie Demenz wurden wissenschaftlich nicht mehr als Teil des Alterungsprozesses, sondern als Pathologie umgedeutet. Heute kehren Wissenschaftler wieder stärker dazu zurück, Demenz tatsächlich als Teil des (hirnorganischen) Alterungsprozesses zu betrachten. Dies hätte in einer Gesellschaft des langen Lebens dann andere Konsequenzen, die mehr in einer ökologischen Alterspolitik, in der Frage nach der altersgerechten Gesellschaft liegen würden als in einer Altenpolitik, die vor allem auf die medizinische Bewältigung der Demenz setzt. Insofern ist das Projekt »Silviahemmet« der schwedischen Königin beachtlich, fokussiert es doch nicht auf die Rehabilitation der Demenzkranken, sondern es will das Verhältnis von Demenz und Gesellschaft in einem postmodernen Sinn durch mehr Achtsamkeit ändern. Ein Projekt wie »Silviahemmet« ändert damit die gesellschaftliche Deutung, dass die Krankheit Demenz eine Angelegenheit von Experten, Semiprofessionellen und der Familie ist. Diese Art der Entsorgung in Experten und Familiensysteme ist schon in den 1990er Jahren von engagierten Personen wie Erich Böhm und weiteren Vertretern der ökologischen Ansätze zurückgewiesen worden. Gerechtigkeit ist, wenn Demenz als Teil der alternden Gesellschaft uns alle angeht und wir nicht der Illusion aufsitzen, dass das Wundermittel Hilfe bringen wird und wir bis dahin die Demenzkranken in die Hände von professionell Pflegenden oder illegalen osteuropäischen Haushaltshilfen abgeben.

Pflege in der Familie

Betrachtet man die Situation der familialen Pflege von demenziell erkrankten Menschen, so ist zunächst hervorzuheben, dass die Gesellschaft gerne auf die Familie als Container verweist, wenn es um Pflege, Sorge und Erziehung geht. Das hohe Lied des Privaten hat jedoch die Konsequenz, die die Frauenbewegung zu Recht als Vergeschlechtlichung und Retraditionalisierung von Sorge kritisiert hat. Hier wird auf Gerechtigkeit gepocht. Die Pflege eines alten Menschen jedoch verstärkt die Ungleichheit in der Familie, polarisiert Rollen und führt nicht selten zu einer innerfamilialen Alleinzuständigkeit und Entwertung der Sorge. Diese Entwicklung hat zum einen mit den modernen gesellschaftlichen Leitbildern zu tun, jedoch auch mit der Entwicklung der Reproduktionsarbeit, die heute nur noch als nebenbei oder als Arbeit rund um die Erwerbsarbeit konzipiert ist. Bei der Pflege eines alten Menschen, insbesondere eines demenzkranken Menschen, nehmen materielle Hausarbeit, Beziehungsarbeit und Sorge deutlich zu. Es muss mehr gewaschen, geputzt, nachts aufgestanden, hinterhergeräumt und vor allem langsam begleitet werden. Das Beziehungsgefüge verändert sich hin zur Asymmetrie. Nicht selten wird die Hauptpflegeperson auch noch zum Advokaten des Erkrankten, der seine Existenz in der Familie verteidigt, während andere Mitglieder der Familie sich genervt, belastet und belästigt fühlen. Immer wieder haben uns Angehörige mitgeteilt, dass über die Pflege und wie sie sie praktizieren kontrovers diskutiert wird. Da wissen dann die, die quasi von außen zusehen, es meist besser und entdecken Fehler und Schwächen bei den Hauptpflegepersonen. Statt Solidarität, Unterstützung und Verständnis gibt es Kritik und latent immer wieder die Haltung: eigentlich geht das hier doch nicht mehr, eigentlich muss der Erkrankte ins Heim. Der Stress in der Familie geht also nicht vom Erkrankten aus, es ist vielmehr ein Stress rund um die Frage, wer die Rolle der Sorge übernimmt.

Zusammengefasst: Tritt das Thema Demenz in die Familie ein, müssen sich Geben und Nehmen, Gerechtigkeit und Tausch, Generationenbeziehung und Gefährtenschaft zu asymmetrischer Sorge entwickeln. Ethisch wird dies begründet mit »in guten wie in schlechten Tagen« oder »was du einst für mich getan hast, das tue ich heute für dich«. In der Bielefelder Arbeitsgruppe zur Pflege und familialen Entwicklung haben wir diese Herausforderung in Anlehnung an Robert Havighurst (1948) als Entwicklungsaufgaben beschrieben. Inhaltlich beziehen wir uns weiter auf Erik Erikson als denjenigen Theoretiker, der die generative Verantwortung in den Mittelpunkt des Erwachsenenalters rückt (vgl. Conzen 2010). Die Sorge und Pflege für die Alten sehen wir als sozialpsychologische Entwicklungsaufgabe in der Familie an. Die Konflikte als Ausdruck einer gescheiterten Entwicklungsaufgabe. Für den Lebensabschnitt der Sorge für die Alten haben wir, in diesem Fall konkret meine Kollegin Annemarie Bauer, das Lebenszyklusmodell als »die späte Familie« bezeichnet, im Gegensatz zur nachelterlichen Gefährtenschaft (vgl. Bauer/Gröning 2007). Die Familie, die für einen alten Menschen sorgt, sehen wir in diesem Sinne vor die Herausforderung der Entwicklungsaufgabe der filialen und parentalen Reife gestellt. Alte Eltern und ihre erwachsenen Kinder müssen in dieser Phase des

Lebenszyklus viel Neues lernen und vor allem etwas, das sie in Spannung zum gesellschaftlichen Leitbild bringt. Diese Spannung zwischen gesellschaftlichem Leitbild und der realen Entwicklungsaufgabe lässt sich am besten mit zwei Altersbildern beschreiben. Kennen Sie den Witz, in dem Priester verschiedener Religionen sich über den Beginn des Lebens streiten: mit der Empfängnis, mit der Einnistung? Bis schließlich einer der Priester sagt, dass das Leben beginne, wenn die Kinder aus dem Haus sind. Diesem Entwicklungsmodell des menschlichen Lebenszyklus liegt die moderne Zweigenerationsfamilie zugrunde, es geht von einem Lebenszyklus aus, in dem Eltern mit der Lebensphase der nachelterlichen Gefährtenschaft in das junge Alter eintreten, das durch Entpflichtung und einen Zuwachs von Freiheit gekennzeichnet ist. Die generativen Aufgaben haben sich nach diesem Modell erfüllt. Eine Phase der Individualisierung des Zu-sich-selbst-Kommens (Kruse 1996) der Freiheit beginnt. Dieses Lebensmodell ist jenes, das seit den siebziger Jahren nicht nur in der Bundesrepublik Deutschland, sondern auch in Österreich, zum Beispiel bei Leopold Rosenmayr, vertreten wurde und eine ganze Epoche geprägt hat. Wir erwarten heute noch von unserem Alter die späte Freiheit, nicht die späte Familie. Die Menschen leben länger und gesünder, brauchen ihr Erspartes für sich auf und geben so dem Markt wichtige Impulse. Sie fallen niemandem zur Last, sind kreativ und selbständig. Das moderne Altersleitbild beruht auf den Konzepten des menschlichen Lebenslaufs, in deren Mittelpunkt die Selbstverwirklichung und die menschliche Autonomie in einer modernen demokratischen Zivilgesellschaft stehen – als Kern der Idee des guten Lebens. Diese Modelle des menschlichen Lebenszyklus setzen Selbstverwirklichung in ihren Mittelpunkt und zeichnen sich vor allem dadurch aus, dass sie gesellschaftlich und staatlich Rahmenbedingungen und Verhältnisse erfordern, die diese Selbstverwirklichung ermöglichen und fördern. Hierzu gehören bekannte Theoretiker wie George Herbert Mead, William James oder Robert Havighurst. Auch Carl Rogers' Idee der Selbstaktualisierung in Anlehnung an die Philosophie Kierkegaards ist vom Gedanken der Selbstverwirklichung geprägt. Die Kritik an diesen Theorien galt nicht der Idee der Selbstverwirklichung, sondern dem Nachweis, dass ganze Gruppen, zum Beispiel die Frauen, von dieser Freiheit beziehungsweise diesem Recht zur Selbstverwirklichung ausgeschlossen sind. Im Gegensatz dazu stellt Erikson die Verantwortung, die er »Sorge um die Welt« nennt, in den Mittelpunkt seiner Idee des menschlichen Lebenslaufs (vgl. Conzen 1997, 2010). Lange war diese Vorstellung, dass das erwachsene Leben vorwiegend aus Sorge um die Welt besteht, eine Einzelmeinung und Erikson kam aus der Mode. Zu normativ, zu kleinbürgerlich erschienen seine Ideen in einer Zeit der Individualisierung. Mit dem postmodernen Diskurs um das »Andere der Gerechtigkeit«, um Fürsorge und Achtsamkeit (Honneth 1994), um das Verhältnis von Bildung und Glück, um den Wert der Tugenden (Brumlik 2002) ändert sich nun wieder dieses Denken – auch angesichts der Herausforderungen des demografischen Wandels, für den Lebensleitbilder und Lebensmuster gesucht werden. Die Verbindung der Idee von Eriksons Konzept der Sorge um die Welt und jenem postmodernen Diskurs um die Fürsorge und Gerechtigkeit ist deshalb für die modernen europäischen Gesellschaften von großer Bedeutung. Und noch eines: Die Lösung des Sorgenotstands, der sich in unserer beschleunigten und globalisierten Gesellschaft als Problem der Vereinbarkeit von Familie und Beruf und als Work-Life-Balance-Problem zeigt, lässt sich nicht zu den Bedingungen der Retraditionalisierung und Vergeschlechtlichung haben, auch wenn die Lösung attraktiv scheint, Sorge durch Dienstboten erledigen zu lassen oder die Frauen zurück an den Herd zu schicken.

Meine Kollegin Margit Brückner aus Frankfurt am Main hat 2008 gesellschaftliche Leitbilder der Sorge unterschieden: das skandinavische Dienstleistungsmodell, das angelsächsische Dienstbotenmodell und das zentraleuropäische Modell der Familie als »Pflegedienst der Nation« sowie verschiedene Mixtypen. Diese Konzepte stehen sich heute gegenüber, wie unschwer an der Liberalisierung der Märkte für osteuropäische und südosteuropäische Pflegekräfte abzulesen ist. In Deutschland wird durch eine Familienpolitik, die die Sorge für die Alten als Risiko des Wirtschaftsstandorts Deutschland begreift und Gesetze zur Vereinbarkeit von Beruf und Pflege konzipiert, die schlicht wirkungslos sind, ebenfalls an Altersleitbildern und einem Familienmodell festgehalten, das angesichts des demografischen Wandels längst der Vergangenheit angehört. Wie zu Anfang beschrieben, ist es eine glückliche Fügung, dass jetzt überall in Europa auch prominente Persönlichkeiten nicht nur zu den Erkrankten gehören, sondern dass ihre Angehörigen und sie selbst das Thema Demenz und gesellschaftliche Solidarität so nachhaltig auf die Tagesordnung setzen. Dieser erfahrungsbezogene Diskurs verhindert die einseitige Deutung der Krankheit als Last für die Gesellschaft und die Deutung von Gerechtigkeit als Pflicht zum Sterben wie wir dies in den neunziger Jahren angesichts der Entwicklung der Sterbehilfe und der Regeln und Vollmachten hatten. Heute denken wir anders über Demenz. Wir haben vom postmodernen Diskurs gelernt, dass der Wert und die Qualität eines Lebens nicht nur in der Vernunft und der Autonomie, sondern in der Fähigkeit zum Empfinden von Gefühlen, der Spontaneität in den menschliche Beziehungen liegt, was Martin Buber eine Ich-Du-Beziehung im Gegensatz zur Ich-Es-Beziehung genannt hat. Dieser Umgang mit dem Andersartigen, dem Heterogenen und der Vielfalt, die Fähigkeit, auch die Hilfebedüftigkeit als Ausdruck des Menschlichen und seiner Würde zu erkennen, ist von den erkrankten Menschen zu lernen. Der Prozess des Lernens ist ebenfalls etwas, dem Familien und Generationen sich stellen müssen, nachdem sich das Altersleitbild der Intimität auf Abstand durch die Hochaltrigen ändert.

Lernen in der Familie

Die hochaltrigen Eltern müssen lernen, sich in die Hände der Kinder zu begeben, die Kinder, sich mit Generativität und Sorge auseinanderzusetzen. Beide Generationen haben Wiedergutmachungsaufgaben, die aus den Fehlern und Ungerechtigkeiten der Vergangenheit stammen. Die erwachsenen Kinder müssen lernen, ihre alten Eltern als Angehörige einer historischen Zeit und als Generation zu sehen und sich von ihren kindlichen Wünschen nach vollkommenen Eltern befreien. Die alten Eltern müssen ihre Fehler, Einmischungen und häufig die »Politik der Familie«

wiedergutmachen. Damit meine ich im Sinne von Bourdieu (1997), dass die Eltern ihre Kinder auch heute strukturell im Sinne einer Vermehrung von familialem Kapital erziehen, dass sie Erwartungen an die Kinder haben, die weniger mit ihnen als Personen, als mit den Interessen der Familie zu tun haben. Dies kann Ansehen, Ehre, die Vermehrung von Bildungskapital oder die Beibehaltung des sozialen Status sein. Für die Kinder sind die Erwartungen der Eltern und der Druck, den diese ausüben, wenn es um die Wahl des Berufs, den Lebensstil, die Partnerschaft und die Erziehung von Kindern geht, zumeist kränkend und halten als Begründung her, dass jeder seine eigenen Wege geht. Faktisch scheitern aber beide Generationen an der Entwicklungsaufgabe der filialen und parentalen Reife.

Weiterhin: In den Familien muss während der Pflegezeit ein Lebensstil entwickelt werden, in dem Gerechtigkeit und Sorge miteinander vereinbar und lebbar werden. Innerfamiliale Netzwerke gehören dazu und Gerechtigkeit in Bezug auf den Wert der Sorge und Pflege. Diese Entwicklungsaufgabe steht im Widerspruch zu der Praxis des geschlechterorientierten Ausguckens und Aufopferns für die Pflege. Findet man jemanden, die/der sich opfert, damit Mutter oder Vater nicht ins Heim müssen? Die Dynamik der innerfamilialen Isolation bei gleichzeitiger Entwertung der Pflegetätigkeit, die Spaltung zwischen Erben und Pflegen sind spannungs- und krisenverschärfend. Gerechtigkeit beginnt jedoch bei der Anerkennung der Pflege. In unseren Forschungen zur Familiendynamik und Hochaltrigkeit haben wir feststellen müssen, dass die familialen Konflikte nicht zwangsläufig vom Pflegebedürftigen ausgehen. Sie sind vielmehr in einer Politik der Familie begründet, in der die Pflege die Rangordnung und die Balance einer Familie infrage stellt. Tätigkeiten, die mit einem hohen Status einhergehen, sind heute zumeist eine auskömmliche, akademische oder managerielle Tätigkeit, möglichst mit internationalen Bezügen und hohem Verdienst. Sorgearbeit – so die Erziehungswissenschaftlerin Marianne Dierks in ihrer 2005 erschienen Dissertation – ist stark entwertet, zersplittert und allenfalls etwas für nebenbei. Die gesellschaftliche Entwicklung hat aus der ganzheitlichen Sorgearbeit eine aus Komponenten und einzelnen Leistungen zusammensetzbare Tätigkeit gemacht. Arlie Hochschild (2002) hat die Auswirkungen dieser Organisation der Erwerbsarbeit in ihren Forschungen mit »Keine Zeit – wenn die Arbeit zum Zuhause wird und zu Hause nur die Arbeit wartet« beschrieben. Familie ist heute zunehmend eine Tätigkeit, die in der Freizeit stattfindet und mit der Freizeit konkurriert. Im Zusammenhang mit der Versorgung von Demenzerkrankung wird sich diese Lesart des modernen Lebenslaufs noch einmal ändern müssen. Nicht zu Lasten der Frauen und nicht auf Kosten weiterer Entwertung der Sorgearbeit, weiterer Beschleunigung und Flexibilisierung. Gerade die Demenz ist eine Erkrankung, die kontinuierliches Beziehungserleben durch Gefühle von Zeit, Geborgenheit, Nähe fordert. Sie zwingt der Gesellschaft eine andere Zeitstruktur auf. Dies ist eine besondere Herausforderung.

Der Jenaer Soziologe Hartmut Rosa hat von der modernen Gesellschaft als beschleunigte Gesellschaft gesprochen. Das Zeiterleben habe sich vom kreishaften und linearen Zeiterleben zum beschleunigten entwickelt. Zeit gelte heute als wichtige Produktivkraft. Handlungen verdichteten sich und eine beschleunigte Technik gebe den Menschen neue Zeitdimensionen vor, die aus Bruchteilen von Sekunden bestünden. Langsamkeit bedeute in dieser beschleunigten Gesellschaft Stillstand, die Forderung an das moderne Leben sei es, immer mehr Handlungen zu kombinieren, zu verketten und zu verdichten, um produktiver, intensiver und erfolgreicher leben zu können. Rosa spricht von einer sozialen Beschleunigung und sieht hier das Alter als den großen Verlierer dieser Entwicklung, weil es sich durch Langsamkeit auszeichnet. Wir können die Widersprüche der Zeitstrukturen täglich in den Pflegeheimen beobachten, wenn alte

Menschen sich langsam vortasten, während ihre immer in Zeitstress sich bewegenden Pflegerinnen an ihnen vorbeieilen. Das Altenheim ist wohl jener Ort, an dem alle vier Ebenen des Zeitbewusstseins, die Rosa beschreibt, vorkommen: das Zeiterleben des demenziell Erkrankten, der ein biografiebewusstes Zeiterleben hat, das ereignisbasierte Zeiterleben des Schwerkranken, das kreishafte Zeitbewusstsein der geistig gesunden Älteren, denen Jahreszeiten, Feste und eine zyklische Zeit quasi als Lebenswelt angeboten werden, das Zeitbewusstsein der Pflege, die schnell und nach strengem Zeitplan arbeiten muss, und der Minuten- und Sekundentakt, der zur betrieblichen Kalkulation und Berechnung benützt wird. Just in time müssen die Bewohner gegessen haben, damit das schmutzige Geschirr abgeholt werden kann et cetera. Die Gesellschaften Europas werden ihre Zeitstrukturen und ihre Lebensmuster reflektieren müssen, sie werden den Lebenslauf angesichts des hohen Alters um Dimensionen der Sorgezeit ausbauen und weiterentwickeln müssen und sie werden verschiedene Zeitbewusstseine gesellschaftlich integrieren müssen.

Dies ist natürlich am besten möglich, wenn die öffentlichen Diskurse und die Einstellungen in der Gesellschaft mit den lebensweltlichen Erfahrungen zumindest teilweise kompatibel sind. In der Pflege zu Hause, vor allem mit demenzkranken Menschen, ist dies derzeit nicht der Fall. Noch versuchen die gesetzgebenden Institutionen in Westeuropa das Problem mit den alten modernisierungstheoretischen Instrumenten zu lösen. Sie sprechen bei der Pflege eines alten, demenzkranken Menschen in der Familie von Wahlfreiheit. War früher die Verantwortung für die alten Eltern eine »heilige Schuld«, so gilt sie heute als persönliche biografische Entscheidung der pflegenden Personen. Mit der scheinbar freien Entscheidung ist es dann für die Gesellschaft und die Familienmitglieder, die sich nicht an der Pflege beteiligen, einfach, sich aus der Verantwortung zu verabschieden. Praktischen Problemen mit der Pflege und der Sorge wird häufig auch in professionellen Beratungssituationen damit begegnet, dass die Betroffenen sich fragen sollten, ob sie dies alles noch so wollten, wenn es sein müsste, dann jeden Tag, ob sie nicht anders wählen sollten. So verabschieden sich auch professionelle Helfer und Beraterinnen und Berater durch das Leitbild der Wahlfreiheit aus der Solidarität mit ihren Ratsuchenden.

Hinter den Deutungen der Pflege als Wahlfreiheitsverhältnis steht eine Interpretation der Generationenbeziehung und der Beziehung zwischen der Gesellschaft und ihren Mitgliedern, die für die modernen individualisierten Gesellschaften nicht untypisch ist. Solidarität erscheint jederzeit kündbar, Bindung und Gerechtigkeit treten hinter die Individualisierung zurück. Praktisch verstärkt dies die innerfamiliale Isolation der Hauptpflegeperson und die Entwertung der Sorge. Indessen: Auch in modernen Gesellschaften sind Generationenbeziehungen nicht zufällig und folgen dem Muster *living a part together*. Sie sind, wenn auch nicht über Blut, Abstammung und Erbe, so doch über bedeutsame Bindungen in der Persönlichkeit tief verankert. Bindungen werden zunächst als eigenes Motivationssystem aufgefasst und entwickeln sich als anthropologische Tatsache bereits in der frühesten Kindheit. Sie bleiben das ganze Leben über ein Teil der menschlichen Motivation. Bindungen dienen dem Schutz, der Bewältigung von Angst und der Stabilität des Lebenslaufs. Nicht umsonst spricht Erik Erikson in seiner Theorie des Lebenszyklus von Urvertrauen versus Urmisstrauen, wenn er die früheste Kindheit beschreibt. Hochaltrige Menschen, dies ist seit den achtziger Jahren bekannt, verändern sich im Sinne der Suche nach Bindungen. Bereits 1985 hat Manfred Stosberg in der Zeitschrift für Gerontologie die Entdeckung publiziert, dass die über Fünfundachtzigjährigen ihre Werte und Lebensmuster ändern. Für sie werden die Bindungen zu ihren Kindern und Enkelkindern wieder ein sehr wichtiger Lebensinhalt. Ganz offensichtlich aktiviert sich angesichts von Hochaltrigkeit, Abhängigkeit und Sterblichkeit das frühe Bindungssystem. Demenzkranke Menschen rufen ihre Mütter, suchen Bindungsobjekte wie Puppen, die ihre Kinder symbolisieren und die Sehnsucht nach der Anwesenheit der Mutter aufzeigen, sie klammern sich an ihre Bezugspersonen und suchen Nähe und Kontakt.

In einem Lehrforschungsprojekt zum Thema: »Was erzählen demenziell erkrankte Menschen?« haben Studierende unserer Fakultät[1] über einen längeren Zeitraum die Gespräche von leicht demenziell erkrankten Patienten mittels teilnehmender Beobachtung erhoben. Die Gesprächsinhalte waren bei allen Patienten absolut ähnlich, geradezu deckungsgleich. Die Gespräche handelten vom Zuhause und der Angst, dieses Zuhause zu verlieren. Über dieses Zuhause spricht die antike Philosophie vom Oikos. Mittels Bindung, Zuneigung und Anerkennung durch die Eltern lernt das Kind quasi in sich zu wohnen. Der nahende Tod im hohen Alter erschüttert das Urvertrauen und konfrontiert mit der Angst. Das Aktivieren des Bindungssystems, wie es sich in vielen Symptomen der Demenzkranken zeigt, kann als der Versuch verstanden werden, die Ängste zu ertragen und zu bewältigen. Die jüngere Generation wird zum Schutz gebraucht. Umgekehrt kann auch die Pflege eine Form sein, sich für den nahenden Tod zu stärken, indem diesem Pflege und Sorge quasi entgegengesetzt wird und der alte Mensch das bekommt,

1 Fakultät für Erziehungswissenschaften/AG7 – Pädagogische Beratung, Universität Bielefeld.

was er braucht. Dies ist der mögliche Sinn einer Pflege, den jedoch eine Gesellschaft nur dann einfühlen kann, wenn sie die Sterblichkeit nicht verdrängt.

In »Frontiers of Justice« (2006) schreibt die amerikanische Philosophin Martha Nussbaum über den engen Zusammenhang von politischer Demokratie und menschlicher Verletzbarkeit und Sorge. Weil wir als Menschen verletzungsoffen und sterblich sind, sind wir Zoon Politikon, politische Tiere, wie Aristoteles sagte, der im Unterschied zu seinem Lehrer Sokrates die Ziele des menschlichen Lebens nicht mehr auf eine höhere Instanz, sondern auf eine Idee des guten Lebens ausrichten wollte. Bei Nussbaum lässt sich diese Idee des guten Lebens nicht auf der Basis eines kontraktualistischen Gerechtigkeitsbegriffs zwischen autonomen Subjekten verwirklichen, sondern berücksichtigt zentral die asymmetrische Fürsorge und schließt jene Gruppen bewusst ein, die in verschiedenen, auch humanistischen Traditionen aus dem Gesellschaftsvertrag ausgeschlossen waren und sind. Nach Micha Brumlik (2011) müssen Menschen geboren und aufgezogen – und ich möchte hinzufügen gepflegt – werden, was Gerechtigkeitsphilosophien zum Beispiel bei John Rawls, die erst bei Kontrakt unter Erwachsenen anfangen, systematisch ignorierten. Diesen Denkfehler in der modernen Philosophie behebt die Demenz ganz praktisch, indem sie uns zeigt, wo wir philosophische Lücken haben, es sollte möglich sein, die Theoriebildung, Leitbildentwicklung und Philosophie moderner Gesellschaften an die realen Leben ihrer Mitglieder anzupassen. Das wäre dann Aufklärung.

Literatur

Bauer, Annemarie/Gröning, Katharina (Hgg.) (2007): Die späte Familie. Intergenerationsbeziehungen im hohen Lebensalter. Gießen, Psychosozial-Verlag.

Blawat, Katrin (2011): Das Scheitern der Alzheimerforschung. In: Süddeutsche Zeitung, 21.07.2011. http://www.sueddeutsche.de/gesundheit/das-scheitern-der-alzheimer-forschung-1.1122726. Zugriff am 10.02.2012.

Brückner, Margit (2008): Wer sorgt für wen? Auswirkungen sich wandelnder Geschlechter- und Generationenverhältnisse auf die gesellschaftliche Organisation des Sorgens (Care). In: Bauer, Annemarie/Gröning, Katharina (Hgg.): Gerechtigkeit, Geschlecht und demografischer Wandel. Frankfurt/M., Mabuse-Verlag, S. 45–62.

Brumlik, Micha (2002): Bildung und Glück. Berlin, Philo-Verlag.

Brumlik, Micha (2011): Aspasia? Laudatio zur Verleihung der Ehrendoktorwürde an Martha Nussbaum. Universität Bielefeld am 27.06.2011, Manuskript. Auch in: Neue Praxis (2012), Jg. 42/ H. 2. Neuwied, Luchterhand Verlag.

Bourdieu, Pierre (1997): Der Tote packt den Lebenden. Hamburg, VSA-Verlag.

Conzen, Peter (1997): Erik Erikson. Leben und Werk. Stuttgart, Kohlhammer-Verlag.

Conzen, Peter (2010): Erik Erikson. Grundpositionen seines Werkes. Stuttgart, Kohlhammer-Verlag.

Dierks, Marianne (2005): Karriere! Kinder? Küche? Eine explorative Studie zur Verrichtung der Reproduktionsarbeit in Familien mit qualifizierten berufsorientierten Müttern nach Beendigung der Erwerbsarbeit. Wiesbaden, VS-Verlag.

Feil, Naomi (2000): Validation. München, Reinhardt Verlag.

Feil, Naomi (2004): Validation in Anwendung und Beispielen. München, Reinhardt Verlag.

Havighurst, Robert (1948): Development Tasks and Education. New York. Bei: Oerter, Rolf (1981): Stichwort Entwicklung. In: Schiefele, Hans/Krapp, Andreas: Handlexikon zur pädagogischen Psychologie. München, Ehrenwirth Verlag, S. 100–108.

Hochschild, Arlie (Hg.) (2002): Keine Zeit – wenn die Firma zum

Zuhause wird und zu Hause nur die Arbeit wartet. Opladen, Leske und Budrich.
Honneth, Axel (1995): Zwischen Gerechtigkeit und affektiver Bindung. Die Familie im Brennpunkt moralischer Kontroversen. In: Deutsche Zeitschrift für Philosophie, Berlin, Akademie Verlag, Jg. 43/H. 6, S. 989–1004.
Kitwood, Tom (2000): Demenz. Der personenzentrierte Ansatz im Umgang mit verwirrten Menschen. Bern, Verlag Hans Huber.
Kruse, Andreas (1996): Jugend und Alter als psychosoziale Kategorien. In: Zeitschrift für medizinische Ethik, Ostfildern, Schwabenverlag, Jg. 42/H. 3, S. 167–186.
Kunstmann, Anne-Christin (2010): Familiale Verbundenheit und Gerechtigkeit als fehlende Perspektiven auf die familiale Altenfürsorge und Pflege. Wiesbaden, VS-Verlag.
Nussbaum, Martha (2003): Langfristige Fürsorge und soziale Gerechtigkeit. Eine Herausforderung der konventionellen Ideen des Gesellschaftsvertrages. In: Deutsche Zeitschrift für Philosophie, Berlin, Akademie Verlag, Jg. 51/H. 2, S. 179–198.
Nussbaum, Martha (2006): Frontiers of Justice. Disability, Nationality, Species Membership. Cambridge/London, Belknap Press.
Rosa, Hartmut (2005): Soziale Beschleunigung. Über die Veränderungen der Zeitstruktur in der Moderne. Frankfurt /M., Suhrkamp Verlag.
Schultheis, Franz (1993): Genealogie und Moral. Familie und Staat als Faktoren der Generationsbeziehungen. In: Lüscher, Kurt/ Schultheis, Franz (Hgg.): Generationsbeziehungen in postmodernen Gesellschaften. Analysen zum Verhältnis von Individuum, Familie, Staat und Gesellschaft. Konstanz, Universitätsverlag, S. 415–433.
Stosberg, Manfred (1985): Innere Nähe durch äußere Distanz. Revision einer These? In: Zeitschrift Gerontologie und Geriatrie, Darmstadt, Steinkopff Verlag, Jg. 18/H. 2, S. 76–82.
Snowdon, David (2001): Aging with Grace. What the Nun Study Teaches Us about Leading Longer, Healthier and More Meaningful Lives. New York, Bantam Press.

Katharina Heimerl

Menschen mit Demenz haben uns etwas Wichtiges zu lehren

Als Angehörige, als Betreuende, als Nachbarinnen und Nachbarn oder einfach als Bürgerinnen und Bürger sind wir zunehmend mit Menschen befasst, die an einer Demenz leiden. Angstbilder und Bedrohungsszenarien – Stichwort »Demenzwelle« – werden uns nicht weiterhelfen. Was wir brauchen, ist ein vertieftes Verständnis für die Situation der betroffenen Menschen und einen würdigenden und menschlichen Umgang mit Menschen mit Demenz in der Gesellschaft. Wissenschaft – wenn sie interdisziplinär ist und sich auf den Dialog mit den Beteiligten einlässt – kann einen Beitrag dazu leisten.

»In Österreich sind geschätzte 200.000 Menschen an Demenz erkrankt. Prognosen gehen davon aus, dass bis zum Jahr 2050 knapp 300.000 Menschen betroffen sind. Eine schlimme Krankheit ist auf dem Vormarsch.«

In dieser Pressemeldung vom 26.03.2012 ging es um die Bewerbung einer Tagung. Es ist in unserer Gesellschaft durchaus üblich, die Demenz – so wie in dieser Presseaussendung – als »schlimme Krankheit« zu bezeichnen. Aber: An dieser Darstellungsweise stimmt einiges nicht.

Zweifelsohne geht die Demenz mit großen Verlusten und mit Leiden einher. Und das nicht nur für die Betroffenen selbst, sondern auch für ihre Angehörigen – sie wird daher auch die »Angehörigenkrankheit« genannt (Ingberg 2007). Dennoch stellt sich die Frage, was oder wem es dient, die Demenz als »schlimme Krankheit« zu bezeichnen. Ob hier gewollt oder nicht, das kann ich nicht sagen – jedenfalls führt die Darstellung dazu, ein Bedrohungsszenario zu verbreiten, Menschen in Angst und Schrecken zu versetzen. Bewusst oder unbewusst wird so die Frage nahegelegt, ob ein Leben mit Demenz »lebenswert« sei. Dazu passt es auch, dass Zahlen hier großzügigst nach oben gerundet wurden.

Im Jahr 2010 waren in Österreich insgesamt 112.600 Frauen und Männer im Alter über sechzig von einer Demenz betroffen, wobei der Großteil an der Alzheimer-Demenz litt. Basierend auf aktuellen Hochrechnungen wird die Zahl der Menschen mit Demenz in Österreich im Jahr 2050 auf bis zu 262.300 eingeschätzt (Konsensusstatement 2010). Vor allem Menschen im hohen Lebensalter leiden an einer Demenz. Während europaweit in der Gruppe der Fünfundsechzig- bis Neunundsechzigjährigen etwa ein Prozent von einer Demenz betroffen sind, ist es in der Gruppe der Fünfundachtzig- bis

Neunundachtzigjährigen fast ein Viertel, in der Gruppe der Fünfundneunzig- bis Neunundneunzigjährigen bereits mehr als ein Drittel (EURODEM 2005 zitiert in Eger et al. 2009).

Statt die Demenz als »Gespenst umgehen« zu lassen und ein Bedrohungsszenario zu beschwören, erscheint es mir angebrachter, darüber nachzudenken, ob und was wir als Gesellschaft von Menschen mit Demenz lernen können und vor allem, wie ein würdigender Umgang mit dieser größer werdenden Gruppen von Menschen gelingen kann (vgl. Wißmann, Gronemeyer 2008).

Demenz – kein medizinisch lösbares Problem

Demenz kann aus verschiedenen Perspektiven gedeutet und verstanden werden. Aus medizinisch-neurologischer Sicht wird unter Demenz keine einheitliche Krankheit, sondern ein Syndrom verstanden. Das heißt, es handelt sich um eine Kombination von kognitiven Symptomen und von Verhaltensveränderungen. Menschen mit Demenz erleiden zahlreiche Verluste: Ihr Kurzzeit- und später auch Langzeitgedächtnis ist beeinträchtigt, sie verlieren zunehmend Orientierung und kognitive Fähigkeiten, wie zum Beispiel das abstrakte Denkvermögen und die Möglichkeit zur verbalen Kommunikation. Hinzukommen, je weiter die Erkrankung fortschreitet, Persönlichkeitsveränderungen und Verhaltensauffälligkeiten.

Berechtigterweise lässt sich die Demenz als unheilbare Krankheit deuten: »Für an Demenz Erkrankte gibt es – bislang jedenfalls – kein Entrinnen. Die Krankheit ist vom ersten Tag an unheilbar.« (Kojer 2011, S.2)

Ebenso berechtigt sind die Zweifel daran, dass die Demenz eine Erkrankung im engeren Sinn ist. Mitte der achtziger Jahre hat der US-amerikanische Epidemiologe David Snowdon (2001) eine Studie begonnen, die bis heute an der University of Minnesota fortgeführt wird. Die Studie wird auch die »Nun Study« genannt, weil an ihr fast siebenhundert Nonnen teilnehmen – die School Sisters of Notre Dame in Mankato, Minnesota. Dort konnte festgestellt werden, dass manche Schwestern ihre geistige Klarheit bewahren – obwohl nach ihrem Tod in ihren Gehirnen deutliche neuropathologische Zeichen für Alzheimer gefunden werden können. Die an der Nun Study beteiligten Neuropathologen formulieren das so:

»Many elderly individuals remain dementia-free throughout their life. However, some of these individuals exhibit Alzheimer disease neuropathology on autopsy, evidenced by neurofibrillary tangles (NFTs) in AD-specific brain regions.« (Kramer et al. 2011)

Das gilt übrigens auch umgekehrt, schon Anfang

der achtziger Jahre wurde von »Pseudodemenz« gesprochen, wenn zwar klinische Symptome der Demenz bestehen, nach dem Tod aber keine über die altersentsprechenden Zeichen hinausgehenden Veränderungen im Gehirn gefunden werden können (Kitwood 2004, S. 48). Kitwood zieht daraus folgende Schlüsse:

»Demnach besteht eindeutig keine Möglichkeit, daß (sic) die Alzheimer Demenz oder die vaskuläre Demenz dem Schlüsselkriterium einer klassischen Krankheit entsprechen, demzufolge nämlich in allen Fällen, in denen Symptome auftreten, bestimmte pathologische Merkmale vorliegen sollten.« (Kitwood 2004, S. 47)

Ich meine, dass wir aus den Beobachtungen der Nun Study jedenfalls lernen können, dass das Entwickeln der Symptome von Alzheimer nicht alleine eine Funktion von hirnorganischem Abbau ist. Es geht auch um andere Faktoren. Viel wichtiger als die Frage, ob es sich bei der Demenz um eine Erkrankung handelt, ist es jedenfalls zu betonen, dass die Demenz kein medizinisches lösbares Problem ist (vgl. Katharina Gröning in diesem Band). Die Medizin sucht die Lösung für das Problem Demenz konsequenterweise in ihren eigenen Mitteln, das heißt in der Heilung (Kuration) durch Pharmakotherapie. Die wird es in absehbarer Zeit nicht geben. Auch wenn es eine Gruppe von Medikamenten gibt, die das Fortschreiten der Symptome der Demenz um einige Monate verzögern können – vor allem in frühen Phasen der Erkrankung – so ist es dennoch ganz und gar berechtigt, die Demenz als unheilbar zu bezeichnen. Es gibt keine Medikamente, die zur Heilung führen (Konsensusstatement 2010, Kojer 2011).

Der person-zentrierte Ansatz

»Ob ein Leben mit Demenz lebenswert ist, hängt entscheidend davon ab, wie sich die Gesellschaft gegenüber den Betroffenen verhält.« (Klie 2011)

Vor zwanzig Jahren begann in Großbritannien die Debatte um den Umgang mit Menschen mit Demenz. Der englische Sozialpsychologe Tom Kitwood nahm Anfang der neunziger Jahre wahr, dass den betroffenen Menschen mit Demenz das Person-Sein abgesprochen wird und bezeichnet das als Stigmatisierung. Kitwood stellt die von ihm als »Standardparadigma« bezeichnete Annahme infrage, dass herausforderndes Verhalten von Menschen mit Demenz ausschließlich durch den hirnorganischen Abbauprozess zu erklären ist. In sein »angereichertes Modell der Demenz« geht eine Vielzahl an Faktoren ein, unter anderem die Biografie der Betroffenen und ihre Persönlichkeit sowie das soziale Umfeld. Herausforderndes Verhalten entsteht oft dadurch, dass Personen mit Demenz sich unwohl und unverstanden fühlen.

Im Zentrum des gelingenden Umgangs mit Schwerkranken und Sterbenden ebenso wie mit Menschen mit Demenz steht die Kommunikation als authentische Begegnung[1]. Der von Kitwood begründete personzentrierte Ansatz stellt nicht die Person mit *Demenz*, sondern die *Person* mit Demenz in den Mittelpunkt. Als einer der wichtigsten Grundpfeiler des person-zentrierten Ansatzes für Menschen mit Demenz gilt die Erhaltung des Person-Seins als der »Status, der dem einzelnen Menschen im Kontext von Beziehung und sozialem Sein von anderen verliehen wird. Er impliziert Anerkennung, Respekt und Vertrauen.« (Kitwood 2004, S. 27). Der Ansatz geht auf das Werk von Carl Rogers (1973) und die von ihm entwickelte klientenzentrierte Gesprächstherapie zurück. Besondere Bedeutung hat das Konzept der Empathie, eine Haltung verstehenden Zuhörens, die die Gefühle des anderen nachvollzieht, ohne sie zu übernehmen. Empathie wird vielfach mit der Metapher »… in den Schuhen des Anderen – der Person mit Demenz – gehen« beschrieben (vgl. Heimerl, Reitinger, Eggenberger 2011).

1 Marina Kojer und Martina Schmidl beginnen ihr Buch zur Palliativen Geriatrie (Kojer, Schmidl 2011) mit einem Kapitel zur Kommunikation – und machen so mehr als deutlich, welchen großen Stellenwert die Kommunikation für den Umgang mit Menschen mit Demenz hat.

Menschen mit Demenz als Personen wahrzunehmen heißt immer auch, sie mit ihren unterschiedlichen Lebensgeschichten und Erfahrungen als Frauen und Männer wahrzunehmen. Jede Begegnung mit Menschen mit Demenz trägt immer auch Aspekte von »doing gender« in sich. Gendersensible Kommunikation spielt daher eine wichtige Rolle im Umgang mit Menschen mit Demenz (Reitinger, Beyer 2010).

Darüber hinaus soll hier auf die hohe Bedeutung des wertschätzenden Umgangs mit Mitarbeitern und Mitarbeiterinnen in Organisationen, die Menschen mit Demenz betreuen, hingewiesen werden (vgl. Brooker 2008). Es geht nicht nur darum, wie wir als einzelne Personen den betroffenen Menschen mit Demenz begegnen, es braucht auch Organisationen, die Menschen schätzen.

Zu Hause pflegen – zu Hause sterben?

Der Großteil der Menschen will zu Hause gepflegt werden, das gelingt für etwa achtzig Prozent der Menschen. Die meisten Menschen wollen auch zu Hause sterben, möglich wird das allerdings nur für eine Minderheit. Zu Hause ist eine Metapher, es ist ein Ort der Geborgenheit – wie Arno Geiger (2010) es nennt – oder »dort, wo die vertrauten Gesichter sind«

(Gronemeyer, Heller 2012). Primär geht es darum, die Betreuung von Menschen mit Demenz zu Hause zu stärken, dazu leisten die Forschungsarbeiten von Katharina Gröning einen bahnbrechenden Beitrag (Gröning 2010).

Aber: Im Einzelfall gibt es immer »gute« Gründe, warum die Betreuung zu Hause nicht möglich ist und institutionalisierte Betreuung erforderlich ist. Gleichzeitig erleben wir eine gesellschaftliche Abwertung von Sorgearbeit. Die trifft nicht nur die Frauen in den Familien, sie trifft auch jene Institutionen, die für Sorgearbeit zuständig sind. Pflegeheime sehen sich mit zunehmend knapper werdenden Personalressourcen konfrontiert, mit immer weniger ausgebildeten Mitarbeiterinnen und Mitarbeitern. Ein großer österreichischer Träger von Pflegeheimen hat vor etwa zwei Jahren das Motto ausgerufen: Es geht nicht mehr um gute Pflege, sondern nur um angemessene Pflege und das zum Anlass genommen, Personalressourcen zu kürzen. Zu fordern ist das Ende der gesellschaftlichen Abwertung, das Ende der Stigmatisierung von Pflegeheimen und die Aufwertung der »Sorgearbeit durch Institutionen«.

Menschen mit Demenz brauchen Organisationen, die sich ihnen und ihren Bedürfnissen anpassen und nicht umgekehrt. Das ist ein Spannungsfeld, denn auf der anderen Seite muss es Regelungen und Standards geben, damit Organisationen handlungsfähig bleiben.

Ein Beispiel: Die Regel in einem Pflegewohnheim, dass jeder Bewohner, jede Bewohnerin in seinem oder ihrem Zimmer nur ein Kännchen Milch stehen haben darf, scheint aus hygienischen Gründen sehr sinnvoll, Milch kann verderben, sauer werden, zieht Keime an, das ist ungesund et cetera. Nehmen wir an, diese Regel trifft nun auf eine Frau mit leichter bis mittlerer Demenz. Sie ist durchaus noch mobil, kann sich aber wegen der Einschränkungen des Kurzzeitgedächtnisses nicht mehr erinnern, dass sie schon ein Kännchen Milch im Zimmer hat. Sie kann sich auch keine Hygienevorschriften mehr merken. Sie geht also in die Küche, um sich ihr Kännchen Milch zu holen. Die Küchenhilfe hat die Anweisung, sich an die Hygienevorschrift zu halten, und gibt ihr keine Milch mehr. Die Bewohnerin versteht das nicht und besteht auf »ihrer Milch«. Die Bewohnerin fühlt sich nicht verstanden, wird laut, die Küchenmitarbeiterin weiß sich nicht mehr zu helfen und holt eine diplomierte Pflegende von der Station. Die hat leider keine Ausbildung in Validation und kann zur Deeskalation nichts beitragen. Die Heimleitung wird geholt et cetera. Dann steht das ganze Heim still, nur in der Küche geht es rund.

Was lernen wir daraus? Im Umgang mit Menschen mit Demenz kann es sehr sinnvoll sein, einzelne Vorschriften als untergeordneten Wert zu betrachten und von der Regel abzuweichen. Nicht die Menschen mit Demenz müssen sich der Einrichtung und ihren Vorschriften anpassen, sondern das Heim muss sich den Menschen mit Demenz anpassen. Das gilt beispielsweise auch für Essenszeiten (muss um Punkt zwölf Uhr gegessen werden?) oder für Schlafenszeiten (warum kann es nicht eine Matratze im Aufenthaltsraum geben?). Es ist darüber hinaus von ungeheurer Bedeutung, dass wir lernen, mit Menschen mit Demenz zu kommunizieren. Die Validation nach Naomi Feil ist eine große Hilfe dafür. Das eben beschriebene Beispiel zeigt, dass es nicht nur für die Pflege wichtig ist, dass sie mit Menschen mit Demenz kommunizieren kann, sondern beispielsweise auch für die Mitarbeiterinnen und Mitarbeiter in der Küche, also eine interdisziplinäre Aufgabe.

Die Demenz stellt ein »Zeitparadoxon« in der Gesellschaft dar. In einer Gesellschaft, deren Tempo ständig zunimmt, finden Menschen mit Demenz mit ihrem entschleunigten Zeitverständnis nur schwer ihren Platz. Vor diesem Dilemma stehen insbesondere auch die Organisationen der Krankenversorgung und Pflege. Erwartet wird heute von Menschen mit Demenz, dass sie sich den Zeitstrukturen im Pflegeheim und – bei noch deutlicherer Diskrepanz – denen im Krankenhaus anpassen. Angemessen wäre die umgekehrte Dynamik. In dieser Hinsicht ist die Fokussierung auf die *Person* im person-zentrierten Umgang einerseits Stärke, sie stellt die Person als Ganzes in den Mittelpunkt, nicht nur die Ratio. Sie ist aber auch gleichzeitig eine Schwäche dieses Ansatzes, denn er ist blind dafür, dass Organisationen anders lernen als Personen. Es reicht nicht, in Fortbildungen an Haltung und Wissen der Pflegenden zu arbeiten. Den person-zentrierten Umgang im Krankenhaus oder Pflegheim einzuführen, ist – wenn es erfolgreich sein soll – ein Vorhaben, das Struktur und Kultur in der Einrichtung verändert (Heimerl et al. 2010).

Den Tod weder beschleunigen noch verzögern – Palliative Care für Menschen mit Demenz

Wir können der Medizin nicht die Deutungshoheit über das gesellschaftliche Phänomen Demenz überlassen, vor allem aus einem Grund: Keine der großen gesellschaftlichen und globalen Herausforderungen wird sich monodisziplinär lösen lassen, das gilt für den Klimawandel ebenso wie für Aids im südlichen Afrika, für Fragen rund um Hochschulpolitik ebenso wie für diejenigen rund um Frieden und Konflikt im Nahen Osten (vgl. Arnold 2010). Der Umgang mit der Herausforderung Demenz kann also nicht einer Disziplin alleine überlassen werden, das gilt ja nicht nur für die Medizin, sondern auch für die Juristerei; so wird zum Beispiel die Hoffnung, dass es juristische Lösungen wie beispielsweise die Patientenverfügung für den Umgang mit Menschen mit Demenz geben kann, nicht aufgehen.

Viel können wir aus Palliative Care – aus dem Umgang mit schwerkranken und sterbenden Menschen – für den Umgang mit Menschen mit Demenz lernen – und umgekehrt (siehe Small, Froggatt, Murns 2007 und Kojer, Heimerl 2009). Menschen mit Demenz erfahren, wenn sie sterben, »zu viel Leiden und zu wenig Palliation« (Aminoff, Adunsky 2004). Menschen mit Demenz leiden am Lebensende, sie sterben unter schwierigen Bedingungen, unter anderem deshalb, weil die Medizin nicht ausreichend auf die besonderen Bedürfnisse von Menschen mit Demenz vorbereitet ist (vgl. Förstl, Bickel, Kurz, Borasio 2010). Es lässt sich nachweisen, dass Menschen mit Demenz nach einem Bruch des Oberschenkelhalses weniger Schmerzmittel erhalten als gleichaltrige, die kognitiv nicht eingeschränkt sind (Morrison, Siu 2000). Wir brauchen also bessere Schmerzerkennung und einen besseren Umgang mit Schmerzen für Menschen mit Demenz, keine Frage.

Autonomie und Selbstbestimmtheit spielen gesellschaftlich gegenwärtig eine besonders beziehungsweise zu große Rolle, wie Katharina Gröning in ihrem Text in diesem Band darlegt. Peter Heintel (2006) spricht in dem Zusammenhang von der »Autonomiezumutung« unserer Gesellschaft. Die unglaublich hohe Bewertung der Autonomie in der Gesellschaft stellt eine Falle dar, in der jedenfalls jene Menschen sitzen, deren körperliche und geistige Fähigkeiten, Autonomie zu leben, abnehmen – PalliativpatientInnen ebenso wie Menschen mit Demenz. Autonomie ist eben kein absoluter Wert. Jenes Spannungsfeld von Unabhängigkeit und Abhängigkeit, von Freisein und Gebundensein, in dem wir insbesondere in Zeiten des Altseins und der Demenz leben, lässt sich treffenderweise als »relationale Autonomie« bezeichnen (Walser, 2010; Reitinger, Heller 2010, S. 741–742). Forschungsarbeiten, die an unserer Abteilung[2] durchgeführt wurden, zeigen: Würde im hohen Alter bedeutet für die Betroffenen »nur nicht zur Last fallen« (Pleschberger 2005). Vermutlich gehört es zu den größten Lasten, zu denen wir fallen können, in der Phase des Vegetierens der Demenz anzukommen. Von dieser Angst, zur Last zu fallen, ist es dann nicht mehr weit zu der Frage, »... ob es lohnt und zumutbar ist, ein vermeintlich menschenunwürdiges Vegetieren als demente Körperhülle aufrecht zu erhalten.« – Das ist eine Sorge, die Peter Wißmann

2 Alpen-Adria-Universität Klagenfurt, Wien, Graz, Fakultät für interdisziplinäre Forschung und Fortbildung, Abteilung Palliative Care und OrganisationsEthik.

und Reimer Gronemeyer (2008, S. 22) in ihrem Band »Demenz und Zivilgesellschaft« äußern.

Eines der ethischen Prinzipien von Palliative Care besagt, dass es darum geht »… den Tod weder zu beschleunigen, noch zu verzögern« (WHO 2002). Es ist von nahezu existentiellem Interesse, dass dieses Prinzip im Umgang mit Menschen mit Demenz gelebt wird, individuell ebenso wie gesamtgesellschaftlich. Denn wie wir mit den Schwächsten in unserer Gesellschaft umgehen, sagt viel über unsere Gesellschaft aus. In der einzelnen Situation, für die einzelnen Betroffenen und Beteiligten kann die Frage, wie es gelingen kann, den Tod weder zu beschleunigen noch zu verzögern, zur echten Herausforderung werden, die eine differenzierte Entscheidungsfindung erfordert.

Was heißt es, den Tod für Menschen mit Demenz nicht zu beschleunigen? Mehr als beunruhigend ist in diesem Zusammenhang die immer wieder vertretene Position[3] – es brauche ein Recht auf Suizid und darauf, Assistenz beim Suizid zu erhalten, gerade für Menschen mit Demenz.

Ohne dafür Werbung machen zu wollen möchte ich berichten, dass BBC 2011 einen Dokumentarfilm mit dem Science-Fiction-Autor Terry Pratchett ausgestrahlt hat, in dem er von seiner Betroffenheit von der

3 Unter anderem von Manfred von Lewinski im Streitgespräch mit Michael Wunder in demenz 08, 2011, S. 36–39.

Alzheimer-Krankheit berichtet, an der er beginnend erkrankt ist. Terry Pratchett begleitet in diesem Film einen Bekannten, der an einer schweren neurologischen Erkrankung leidet, in die Schweiz, wo dieser Hilfe beim Suizid erfährt. Terry Pratchett denkt in diesem Film laut darüber nach, ob assistierter Suizid eine Lösung für ihn als Demenzkranker sein kann beziehungsweise sein wird. Der Film endet offen.

Wenn wir den Tod nicht beschleunigen wollen, dann ist (assistierter) Suizid keine Lösung, dann geht es darum, Menschen mit Demenz so zu begegnen, dass ihr Leben trotz großer Verluste und Einschränkungen ein würdiges Leben ist.

Was heißt es, den Tod für Menschen mit Demenz nicht zu verzögern? Es heißt, Menschen, die am Lebensende angekommen sind, nicht gegen ihren Willen am Leben zu erhalten. An einem Beispiel: Im Endstadium der schweren Demenz lassen – wie bei anderen schweren Erkrankungen auch – Hunger- und Durstgefühl allmählich nach. Wenn Menschen signalisieren, dass sie nicht mehr essen und trinken wollen, so ist dies zu respektieren. Keineswegs ist es bei fortgeschrittener Demenz angebracht, eine sogenannte PEG-Sonde (eine Ernährungssonde, die durch die Bauchdecke in den Magen gelegt wird) zu setzen (Kojer, Schmidl 2012).

Wir sind, was das Brechen der gesellschaftlichen Tabus rund um Sterben, Tod und Trauer betrifft, schon sehr weit gekommen. Die moderne Hospizbewegung hat hier einen großen Anteil an dieser positiven Entwicklung. Insbesondere im Zusammenhang mit Krebserkrankungen sind viele, die Betroffenen isolierende »Umschweigungen« (Heller 1994, S. 12) gebrochen worden. Als nächster Schritt geht es darum, zu lernen, die Ängste vor den langsamen, aber dennoch dramatischen Verlusten, die mit der Demenz im hohen Alter einhergehen, abzubauen und als Teil unseres von hoher Lebenserwartung gekennzeichneten Lebens anzunehmen.

Das Leid und die Verluste, die Menschen mit Demenz und ihre Angehörigen erleiden, sollen hier nicht bagatellisiert werden. Dennoch möchte ich die Demenz hier nicht so sehr als Krankheit, denn viel mehr als »Daseinsform« bezeichnen, von der unsere Gesellschaft aufgrund der zunehmenden Hochaltrigkeit betroffen ist und auch lernen kann. Abschließend soll hier noch einmal Tom Kitwood zu Wort kommen:

»Der Kontakt mit Demenz und anderen Formen schwerer kognitiver Beeinträchtigung kann und sollte (!) uns aus unseren üblichen Mustern der übertriebenen Geschäftigkeit, des Hyperkognitivismus und der Geschwätzigkeit herausführen in eine Seinsweise, in der Emotion und Gefühl viel mehr Raum gegeben wird. Demente Menschen, für die das Leben der Emotionen oft intensiv und ohne die üblichen Hemmungen verläuft, haben den Rest der Menschheit unter Umständen etwas Wichtiges zu lehren. Sie bitten uns sozusagen, den Riß (sic) im Erleben, den westliche Kultur hervorgerufen hat, zu heilen und laden uns ein, zu Aspekten unseres Seins zurückzukehren, die in evolutionärem Sinn viel älter sind, stärker mit dem Körper und seinen Funktionen in Einklang stehen und dem Leben aus dem Instinkt heraus näher sind. Die meisten von uns leben beinahe wörtlich aus dem Kopf, das heißt aus den äußeren Schichten des Neokortex heraus. Es ist psychologische und damit auch neurologische Arbeit für und mit uns zu leisten, während wir auf eine tiefere Integration und Integrität hinarbeiten.« (Kitwood 2004, S. 23)

Literatur

Aminoff, Bechor Z./Adunsky, Abraham (2004): Dying dementia patients: Too much suffering, too little palliation. American Journal of Alzheimer's Disease and Other Dementias, 2004, Jul/Aug;19(4), S. 243–247.

Arnold, Markus (Hg.) (2009): iff. Interdisziplinäre Wissenschaft im Wandel. Münster, LIT Verlag.

Brooker, Dawn (2008): Person-zentriert pflegen. Das VIPS-Modell zur Pflege und Betreuung von Menschen mit einer Demenz. Aus dem Englischen übersetzt von Gabriele Kreutzner. Deutschsprachige Ausgabe herausgegeben von Christian Müller-Hergl und Detlef Rüsing. Bern, Verlag Hans Huber.

Eger, Karin et al. (2009): Erster österreichischer Demenzbericht. Teil 1. Herausgegeben vom Competence Center Integrierte Versorgung, Wien.

Förstl, Hans/Bickel, Horst/Kurz, Alexander/Borasio, Gian Domenico (2010): Sterben mit Demenz. Versorgungssituation und palliativmedizinischer Ausblick. Fortschritte der Neurologie – Psychiatrie 2010; 78(4), S. 203–212; DOI: 10.1055/s-0029-1245260.

Geiger, Arno (2011): Der alte König in seinem Exil. München, Hanser Verlag.

Gronemeyer, Reimer/Heller, Andreas (2012): Zu Hause sterben? Über die Zukunft einer Illusion. In: Heimerl, Katharina/Heller, Andreas/Wegleitner, Klaus (Hgg.): Zu Hause sterben – der Tod hält sich nicht an Dienstpläne. Ludwigsburg, Hospiz-Verlag, S. 462–464.

Gröning Katharina (2010): Sprechen Sie demenzisch? Studienbrief im Rahmen des Modellprojektes »Familiale Pflege unter den Bedingungen der G-DRGs«. Universität Bielefeld, Eigenverlag.

Heimerl, Katharina/Reitinger, Elisabeth/Eggenberger, Eva (2011): Frauen und Männer mit Demenz. Handlungsempfehlung zur person-zentrierten und gendersensiblen Kommunikation für Menschen in Gesundheits- und Sozialberufen. Herausgegeben vom Bundesministerium für Gesundheit, Wien.

Heimerl, Katharina/Fercher, Petra/Reitinger, Elisabeth/Amann, Anton/Poppa, Sigrid/Erlach-Stickler, Gabriele/Kojer, Marina/Wappelshammer, Elisabeth (2010): Forschungsprojekt Validation® und Basale Stimulation®. Voraussetzungen und Wirkungsweisen von zwei Methoden zur personzentrierten Kommunikation mit Menschen mit Demenz. Abschlussbericht, Wien, IFF-Palliative Care und OrganisationsEthik.

Heintel, Peter (2006): Das »Klagenfurter prozessethische Beratungsmodell«. In: Heintel, Peter/Krainer, Larissa/Ukowitz, Martina: Beratung und Ethik. Praxis, Modelle, Dimensionen. Berlin, Leutner, S. 196–243.

Heller, Andreas (1994): Kultur des Sterbens. Bedingungen für das Lebensende gestalten. 1. Aufl., Freiburg i. B., Lambertus.

Ingberg, Agneta (2007): Am Ende des Gedächtnisses … gibt es eine andere Art zu leben. Gießen, Brunnen Verlag.

Kitwood Tom (2004): Demenz. Der person-zentrierte Ansatz im Umgang mit verwirrten Menschen. Bern, Verlag Hans Huber.

Klie, Thomas (2011): Demenz und der »Wert des Lebens«. In: demenz. Das Magazin, 08, 2011, S. 32.

Kojer, Marina (2011): Einleitung: Unheilbar dement. In: Kojer, Marina/Schmidl, Martina (Hgg.): Demenz und Palliative Geriatrie in der Praxis. Wien/New York, Springer, S. 1–8.

Kojer, Marina/Heimerl, Katharina (2009): Palliative Care ist ein Zugang für hochbetagte Menschen – Ein erweiterter Blick auf die WHO-Definition von Palliative Care. In: Zeitschrift für Palliativmedizin 2009; 10, S. 154–161.

Kojer, Marina/Schmidl, Martina (2012): »Wollen Sie Ihre Mutter verhungern lassen?« Nahrungsverweigerung und Essstörungen bei Menschen mit fortgeschrittener Demenz. In: Laut gedacht. Wegweiser zu Umsetzung der Patientenrechte. Herausgegeben von der NÖ Patientenanwaltschaft, Februar 2012.

Konsensusstatement (2010): Konsensusstatement »Demenz 2010« der Österreichischen Alzheimer Gesellschaft. In: Neuropsychiatrie 24: 2/2010, S. 67–87.

Kramer, P.L./Xu, H./Woltjer, R.L./Westaway, S.K./Clark, D./Erten-Lyons, D./Kaye, J.A./Welsh-Bohmer, K.A./Troncoso, J.C./Markesbery, W.R./Petersen, R.C./Turner, R.S./Kukull, W.A./Bennett, D.A./Galasko, D./Morris, J.C./Ott, J.: Alzheimer disease pathology in cognitively healthy elderly: a genome-wide study. In: Neurobiol Aging, 2011, Dec; 32(12), S. 2113–22. Epub, 2010 May 7.

Morrison, Sean R./Siu, Albert L. (2000): Comparison of Pain and

Its Treatment in Advanced Dementia and Cognitively Intact Patients with Hip Fracture. In: Journal of Pain and Symptom Management 19(4), April 2000, S. 240–248.

Pleschberger, Sabine (2005): Nur nicht zur Last fallen. Sterben in Würde aus der Sicht alter Menschen in Pflegeheimen. Freiburg i. B., Lambertus.

Rogers, Carl (1973): Entwicklung der Persönlichkeit. Stuttgart, Klett-Cotta. Titel der Originalausgabe: On Becoming a Person, erschienen 1961 bei Houghton Mifflin Co. in Boston.

Reitinger, Elisabeth/Beyer, Sigrid (Hgg.) (2010): Geschlechtersensible Hospiz- und Palliativkultur in der Altenhilfe. Frankfurt/M, Mabuse-Verlag.

Reitinger, Elisabeth/Heller, Andreas (2010): Ethik im Sorgebereich der Altenhilfe. In: Krobath, Thomas/Heller, Andreas (Hgg.): Handbuch Organisationsethik. Freiburg i. B., Lambertus, S. 737–765.

Small, Neil/Froggatt, Katherine/Downs, Murna (2007): Living and Dying with Dementia. Dialogues about Palliative Care. Oxford, Oxford University Press.

Snowdon, David (2001): Aging with Grace. What the Nun Study Teaches Us about Leading Longer, Healthier and More Meaningful lives. New York, Bantam Press.

Walser, Angelika (2010): Autonomie und Angewiesenheit: Ethische Fragen einer relationalen Anthropologie. In: Reitinger, Elisabeth/Beyer, Sigrid (Hgg.): Geschlechtersensible Hospiz- und Palliativkultur in der Altenhilfe. Frankfurt/M, Mabuse-Verlag, S. 33–44.

WHO (2002): WHO Definition of Palliative Care. In: National Cancer Control Programmes: Policies and Managerial Guidelines. 2nd ed. WHO, Geneva, S. 83.

Wißmann, Peter/Gronemeyer, Reimer (2008): Demenz und Zivilgesellschaft – eine Streitschrift. Frankfurt/M, Mabuse-Verlag.

Die Autorinnen

Katharina Gröning, Jg. 1957, Dr. phil., Professorin für Erziehungswissenschaft an der Universität Bielefeld, Supervisorin, forscht und lehrt seit 1993 zu sozialwissenschaftlichen Fragen der Demenz, vor allem zum Thema Demenz in der menschlichen Interaktion, Demenz und Institution, Gefühle in der Pflege Demenzkranker Menschen, Scham im Zusammenhang mit Demenz, Demenz und Gewalt gegen Pflegebedürftige.

Katharina Heimerl ist promovierte Medizinerin und ausgebildet praktische Ärztin. Sie hat Public Health an der University of California at Berkeley studiert. Seit 1995 ist sie als Wissenschafterin an der Fakultät für interdisziplinäre Forschung tätig, die heute zur Alpen-Adria Universität Klagenfurt, Wien, Graz gehört. Dort hat sie sich im Jahr 2006 im Fach Palliative Care und Organisationsentwicklung habilitiert. Seit 2009 leitet sie die Abteilung Palliative Care und OrganisationsEthik.